VISITE A POMPÉI

NAPLES ET LA SICILE

(Stations thermales)

PAR F. JOUIN

Interne des hôpitaux de Paris

EXTRAIT DE LA *Revue médicale française et étrangère*, 1882

PARIS

IMPRIMERIE CHAIX

IMPRIMERIE ET LIBRAIRIE CENTRALES DES CHEMINS DE FER

SOCIÉTÉ ANONYME

Rue Bergère, 20, près du boulevard Montmartre

1882

VISITE A POMPÉI

NAPLES ET LA SICILE

(Stations thermales)

VISITE A POMPÉI

NAPLES ET LA SICILE

(Stations thermales)

Par F. JOUIN

Interne des hôpitaux de Paris

(EXTRAIT DE LA *Revue médicale française et étrangère*. 1882)

PARIS

IMPRIMERIE CHAIX

IMPRIMERIE ET LIBRAIRIE CENTRALES DES CHEMINS DE FER

SOCIÉTÉ ANONYME

Rue Bergère, 20, près du boulevard Montmartre

1882

VISITE A POMPÉI

Tous ceux qui ont visité les ruines de Pompéi connaissent assurément la maison du chirurgien; tous savent qu'elle tire son nom des nombreux instruments de chirurgie — et d'obstétrique ajoutent les profanes — que l'on y découvrit au moment des fouilles.

Peu intéressante au point de vue de sa disposition générale, cette maison, par la richesse de sa construction, par l'élégance de ses pièces et des ornements qu'elle renferme, montre cependant qu'en l'année 79, la situation de chirurgien ne laissait pas que d'être assez considérée dans cette partie de l'empire romain. Elle prouve que le praticien de Pompéi n'avait rien de commun, quant à la position sociale, s'entend, ni avec ses collègues et contemporains de la capitale pour la plupart esclaves, comme on le sait, ni même avec les chirurgiens qui vinrent plus tard, les barbiers et les tailleurs de vessie du moyen âge, si dédaignés de la docte Faculté.

Et cette richesse, ce faste n'existent pas seulement dans les appartements. Les instruments également sont, ou plutôt devaient être d'une beauté, d'une recherche de forme absolument inconnues des fabricants de nos jours. Deux spatules-curettes, par exemple, ont leur manche en os ciselé et représentant l'une une tête de bélier, l'autre une tête de femme qui ne laissent rien à envier aux autres sculptures artistiques de Pompéi.

Mais ce n'est pas à ce point de vue surtout que les instruments de la ville morte présentent de l'intérêt. En les examinant, on reconstitue, pour ainsi dire, l'histoire de la chirurgie à cette époque reculée.

Monument palpable des connaissances scientifiques et du *modus faciendi* de nos ancêtres, ils méritent toute notre attention et, à ce titre, ne sauraient trop sérieusement fixer notre esprit. Nous allons donc essayer d'en donner une description sommaire.

Transportés au Musée de Naples, comme tous les autres objets de Pompéi, ils ont été bien arbitrairement divisés en instruments d'obstétrique et instruments de chirurgie. Evidemment le praticien qui les possédait s'occupait surtout de chirurgie. Et s'il est permis d'affirmer qu'il avait de la gynécologie des connaissances assez étendues, rien, dans ses trousses, ne prouve qu'il fût adonné à l'art des accouchements. On a parlé, on parle encore du *forceps* de Pompéi que les guides indiquent au nº 78029 de la collection. Mais rien, dans cet instrument ne rappelle, même de loin, l'appareil dont nous nous servons aujourd'hui. On a joué sur un mot, forceps signifiant purement et simplement « pince » dans la plupart des langues. Ajoutons que, comme pince chirurgicale, l'instrument de Pompéi ne laisse rien à désirer. D'une longueur de 21 centimètres, il est formé de deux branches coudées et qui s'articulent en s'entrecroisant à pivot fixe. Les manches ciselés et, par conséquent, moins glissants dans les mains de l'opérateur sont beaucoup plus longs que les cuillers, ce qui, d'après la théorie du levier, leur donne une grande puissance. Ces dernières présentent des rainures sur leurs surfaces contiguës. C'est, en un mot, la pince coudée dont nous nous servons aujourd'hui pour arracher les séquestres, les corps étrangers, pour porter dans les cavités naturelles certains agents médicamenteux. Aussi le forceps de Pompéi pouvait-il bien être surtout un instrument de chirurgie vaginale et utérine.

Deux autres pièces, d'ailleurs, ne laissent pas de doute sur l'étendue des connaissances gynécologiques du praticien de l'an 79.

1º *Une sonde à injection* pareille absolument à celle dont tout le monde se sert aujourd'hui. D'une longueur de 12 centimètres, elle présente deux extrémités : l'inférieure manifestement conformée pour être adaptée à une seringue, la supérieure vaginale percée de neufs petits trous, l'un terminal, les huit autres ordonnés en deux couronnes superposées de façon que le jet soit divisé et non violent;

2° *Un speculum utérin*. Cet instrument qui a été l'objet de plusieurs discussions scientifiques, mérite particulièrement de fixer notre attention.

Disons d'abord qu'il n'y a pas à hésiter sur la nature de l'appareil. C'est bien un spéculum et même un spéculum tri-valve. Chacune de ses branches se termine à angle droit sur une tige. Les trois tiges sont dirigées par une vis commune qui en détermine l'écartement ou la fermeture. Cet écartement des branches se fait d'une façon progressive, lente et régulière. A droite et à gauche de la vis sont deux petites poignées articulées qui permettent à l'opérateur de fixer l'instrument. En un mot, rien n'est oublié dans ce spéculum. De 25 centimètres de longueur, capable de supporter un écartement de 9 centimètres, il serait absolument parfait si les valves présentaient une plus grande largeur. Malheureusement, elles nous paraissent à ce point de vue bien insuffisantes. Ce ne sont même pas des lames, mais des tiges; aussi devaient-elles découvrir très incomplètement le col utérin. Chez les femmes grasses particulièrement, ou chez les femmes atteintes de cystocèle vaginale, ce spéculum ne pouvait être que d'une utilité dérisoire. Si nous ajoutons que sa disposition rendait encore impossible l'éclairage du vagin nous serons bien obligé d'admettre que le spéculum de Pompéi, malgré tout son intérêt, malgré la perfection mécanique de son agencement, est cependant pratiquement inférieur aux instruments dont nous nous servons aujourd'hui.

On a trouvé encore dans la maison du chirurgien de la ville morte, se rapportant de près ou de loin à la gynécologie :

Un *spéculum rectal* de 15 centimètres de longueur, composé de deux valves que l'on peut serrer ou écarter au moyen d'un pivot placé au milieu de l'instrument. Rien à critiquer dans ce spéculum. Aussi tous les appareils du même genre présentés de nos jours comme de découverte récente, sont-ils en réalité, consciemment ou inconsciemment, construits sur son type.

Des *cathéters pour femmes*, droits et en argent.

Enfin un *instrument* conservé au numéro 78034 et destiné, disent les guides, *à cautériser les blessures*. Nous avons longuement considéré ce prétendu cautère et nous sommes loin pour notre part d'être fixé sur sa destination réelle. Il se compose d'une tige de fer, se terminant par une plaque rectangulaire de même substance, faisant avec la tige un angle obtus de 135 degrés environ. La tige est peu volumineuse. Quant à la plaque, plus étendue dans le sens horizontal que dans le sens antéro-postérieur, elle présente environ deux centimètres de longueur sur trois de largeur.

Doit-on voir dans cette pièce un cautère destiné à agir sur les parties profondes, sur l'utérus ou la muqueuse rectale par exemple, sur la bouche et le pharynx, ainsi que l'ont pensé les médecins italiens? ou ne faudrait-il point en faire plutôt une sorte de miroir destiné à éclairer simplement les mêmes régions? La ressemblance si parfaite de l'instrument avec le miroir laryngé nous semble plaider vivement pour cette dernière hypothèse.

Nous venons de parler des cathéters de femmes. On a trouvé aussi à Pompéi des *sondes métalliques pour hommes*. Leur disposition générale n'offre rien de remarquable, au point de vue de l'œil, qui est unique et ovalaire, et au point de vue du pavillon. Mais la courbure en est absolument spéciale. Ces sondes, qui ont 27 centimètres de longueur, présentent toutes la forme d'un *s* italique très régulier et assez allongé, si donc, elles montrent que leurs auteurs avaient, des sinuosités et de la direction de l'urèthre de l'homme, une notion vague; elles ne prouvent point chez les chirurgiens de l'époque des connaissances anatomiques aussi précises qu'on a bien voulu le dire, lorsque l'on découvrit ces instruments.

On voit encore dans le Musée de Naples et rapportés de la maison du chirurgien :

Un *trocart métallique* de 12 centimètres de longueur dont les deux pièces sont séparées et qui ressemble tout à fait aux trocarts de notre époque.

Des *bistouris* nombreux à lame fixe et à lame mobile.

Des *lancettes* ordinairement très volumineuses.

Des *stylets* pointus et boutonnés, coudés et droits. — Quelques-uns évidemment destinés à explorer les dents cariées.

Des *spatules curettes* assez fortes et de dimensions variables.

Des *pinces*.

Quatorze ventouses énormes et présentant la même disposition que les ventouses modernes, c'est-à-dire à col relativement étroit et à ventre beaucoup plus large.

Des *ciseaux*. Mais ces derniers instruments sont loin d'offrir a perfection de ceux que nous possédons aujourd'hui. Leurs branches, en effet, ne se croisent pas ; elles sont simplement réunies par un ressort courbé, d'où moins de force et surtout moins de précision.

Des *aiguilles* et des *crochets* dont on ne voit pas très bien la destination.

Enfin, un certain nombre de *trousses*. Les instruments ont été laissés en place, et l'on doit avouer que, disposés de cette façon, ils présentent tout à fait l'aspect d'instruments modernes. Il serait assez difficile de reconnaitre la substance de l'enveloppe. Quoi qu'il en soit, la trousse était fixée sur une plaque rectangulaire de basanite. De cette façon, le chirurgien avait toujours à sa disposition une table sur laquelle il pouvait mêler ses médicaments.

A l'intérieur, des cases spéciales étaient réservées aux pilules, aux onguents, etc. Mais, le plus souvent, ces agents se portaient dans des trousses isolées.

En résumé, dans cette collection trouvée chez un seul homme, peu ou même pas de pièces que nous ne possédions aujourd'hui ; mais aussi presque tous les instruments qui constituent l'arsenal d'un chirurgien de province.

Telle est l'appréciation qui s'impose, et cela d'autant plus vivement que Pompéi n'était pas, on le sait, une ville de premier ordre, mais un simple municipe, une bourgade sans importance par rapport à Naples.

Il est donc permis d'affirmer qu'à ce moment, et sans doute sous l'influence des écoles voisines de la grande Grèce, la chirurgie jouissait à Pompéi d'une considération tout aussi grande, tout aussi méritée au point de vue scientifique que celle dont on l'entoure aujourd'hui dans nos petites villes de France.

L'humanité change si peu, que l'on se déplace pour visiter des pays nouveaux, que le hasard nous permette, comme à Pompéi, de passer pour ainsi dire une journée tout entière avec les hommes d'un autre âge, c'est toujours à la même conclusion que l'on arrive.

NAPLES ET LA SICILE

(Stations thermales)

On a dit et répété, aussi bien dans les ouvrages généraux que dans les livres spéciaux (voir le travail du Dr E. Carrière) que Naples ne saurait être considérée comme une station médicale convenable pour les personnes délicates et particulièrement pour les phtisiques. L'élégant quartier de la *Villa Reale* et les quais ont été tout spécialement dénoncés comme dangereux à cause des variations de température auxquelles ils seraient quotidiennement soumis.

Certains médecins ont bien pensé à recommander le séjour des rues de l'Est, qui ne sont pas sur le bord de la mer, mais comme ces rues se trouvent dans le voisinage des *paludi*, marais cultivés à la porte de la ville, comme d'autre part elles n'échappent pas et ne sauraient échapper, dit le Dr Carrière, aux conditions dominantes du climat, on n'a point hésité à condamner la ville en masse et à proclamer son beau ciel dangereux, son atmosphère malsaine et délétère. C'est là une opinion suivant nous exagérée et contre laquelle nous ne craignons pas de protester, bien qu'elle soit consacrée par le temps et qu'elle ait été défendue par des esprits remarquables et justement considérés. On a, en France surtout, trop de tendance à généraliser et à conclure, du fait d'un jour de brouillard et de froid, à l'insalubrité du climat de toute l'année.

Et d'abord que nous montrent les cartes? — Naples, au Nord de sa baie, immédiatement protégée par les nombreuses collines qui l'entourent, mise encore à l'abri de l'influence des vents froids par une chaîne qui se détache des Apennins; Ischia. Procida et surtout le cap Misène la garantissent à l'Ouest. Seul

le vent du sud par conséquent peut l'atteindre librement, seul,
il peut entièrement y faire sentir son influence — influence
salutaire et sur laquelle nous n'avons pas à insister.

Que nous disent les observations météorologiques? Si la
température moyenne des hivers n'est pas plus élevée que celle des
villes du littoral des Alpes-Maritimes, elle n'est pas basse non
plus, puisqu'elle se tient à 9° 5. Or personne évidemment ne
pense à contester la salubrité de Nice et surtout de Menton.

De plus les brouillards sont rares à Naples et de courte durée.
Enfin les vents du Sud et les vents du Sud-Ouest, d'autant plus
salubres qu'ils sont chauds et chargés de vapeurs salines, y souf-
flent, surtout pendant l'hiver, beaucoup plus fréquemment que
les vents du Nord, contre lesquels d'ailleurs, la ville est comme
nous l'avons montré, très suffisamment abritée.

On a parlé des oscillations thermiques fréquemment observées
dans l'ancienne capitale du royaume des deux Siciles. Mais ces
oscillations ne sont généralement pas quotidiennes. Quand elles
se manifestent, ce n'est point pour quelques heures mais pour
un ou plusieurs jours, ce qui est beaucoup moins dangereux.
La température peut y descendre, il est vrai, au-dessous de 0°.
On y observe même quelquefois de la neige. Seulement n'a-
t-on pas tous les soirs à Nice et à Menton un abaissement ther-
mique qui oblige les malades à garder la chambre à partir du
moment où le soleil se couche? Ne souffre-t-on point dans ces
villes si justement réputées, nous nous plaisons à le proclamer,
de pluies souvent prolongées et qui empêchent tout aussi bien
les étrangers de sortir que les neiges éphémères de Naples?

Et puis en Italie, la chaleur persiste même après le coucher
du soleil, si bien que les malades peuvent de temps en temps
y jouir des plaisirs d'une course prolongée, du charme d'une
belle nuit. Sur le quai de Chiaja, par exemple, sur cette promenade tout particulièrement mise à l'index comme beaucoup
plus nuisible que les autres, nous avons bien de fois constaté,
à onze heures du soir, et même à une heure plus avancée, en
plein mois de janvier, cette chaude et agréable température si
bonne aux convalescents, si douce si tonique et dont les hommes
étrangers à la médecine eux-mêmes comprennent si bien les
salutaires effets. Bien plus, nous promenant dans les rues paral-
lèles au quai après le coucher du soleil, dans ces petites rues
étroites et sinueuses de toute l'Italie, nous les avons toujours
trouvées moins chaudes que le golfe lui même.

Le phénomène est surtout évident au niveau des carrefours, à l'endroit où d'autres ruelles perpendiculaires laissent arriver au passant l'air du bord de la mer. Il semblerait que l'on perçoit l'influence d'une énorme bouche de chaleur, tellement cet air est plus chaud et par conséquent plus salutaire que celui des rues du centre.

Et peut-on s'en étonner quand on considère la disposition générale de la ville, quand on voit cette longue ligne qui s'étend du *Castel dell'Ovo* à *Mergellina*, orientée de façon à regarder exclusivement le Sud et protégée contre tous les vents qui ne viennent que de ce côté. Ligne si belle, que les étrangers ne veulent pas habiter d'autre endroit à Naples, que les Napolitains eux-mêmes en ont depuis longtemps fait le lieu de leur promenade favorite, si attrayante que notre écrivain national le plus délicat et le plus finement observateur n'hésite pas à y faire vivre l'héroïne de son roman préféré, sa douce et tendre Graziella.

D'ailleurs Sorrente, on ne sait trop pourquoi, station plus estimée que Naples, tire sa salubrité des mêmes conditions géographiques et atmosphériques que cette ville, conditions moins heureuses toutefois, car le Vésuve corrige bien incomplètement les oscillations thermiques déterminées par les vents du Nord contre lesquels la colline est fort mal protégée. Pourquoi donc frapper exclusivement la capitale de réprobation ? Pourquoi lui refuser le bénéfice des circonstances qui font des villages avoisinants des stations hivernales appréciées ?

Et puis, peut-on compter pour rien l'avantage de vivre dans un pays remarquable par la beauté de ses sites, par la gaieté proverbiale de ses habitants ? Ne doit-on pas, au contraire, apprécier les récréations qu'offre la ville au malade atteint de nostalgie, le plaisir qu'il éprouve à vivre dans un milieu où l'on parle à peu près correctement toutes les langues, où il sent beaucoup moins, par conséquent, sa condition d'étranger, où son exil momentané, enfin, devient par cela même plus facilement supportable ?

Cette condition, suivant nous, suffirait pour mettre Naples immédiatement à côté des meilleures stations de l'étranger. Dans certains cas déterminés, ayant affaire à un convalescent jeune et sérieux, par exemple, à un tuberculeux inquiet et au début seulement de son affection, nous conseillerions plutôt cette ville que les deux points de la Sicile sur lesquels nous voulons nous arrêter maintenant et qui, cependant, présentent, comme nous allons l'exposer, des avantages physiques bien supérieurs à ceux de Naples.

Nous avons visité les villes principales de la grande île italienne. Deux seulement doivent être recommandées au point de vue de leur salubrité : Palerme et Catane. A Messine, il fait trop de vent. On est trop exposé à Girgenti et à Syracuse aux miasmes des plaines voisines. Quant aux villages, nous n'en parlons même pas, aucun d'eux ne pouvant offrir aux malades les conditions matérielles de nourriture, d'habitation et d'existence sans lesquelles il n'est point de station.

Palerme surtout nous a paru réunir toutes les conditions physiques qui constituent une ville hivernale de premier ordre. Propre et bien à l'abri des influences miasmatiques auxquelles on ne saurait trop penser quand on est en Sicile, la capitale de l'île est protégée contre les vents du nord par le cap de *Gallo* et le *Monte Pellegrino*. Les montagnes neptuniennes la mettent en partie à l'abri du *sirocco*. La température moyenne de l'hiver y est de 11° 4. Les observations thermométriques de M. Cacciatore prouvent qu'ils n'existe en Italie aucun point où il fasse moins froid.

D'ailleurs, on ne saurait douter de la douceur du climat de Palerme quand on visite ses jardins publics. Les plantes tropicales, les cactus gigantesques, les palmiers, les aloès, y poussent en pleine terre avec une vigueur véritablement surprenante. Les citronniers et les orangers y étalent en toute saison leurs fleurs et leurs fruits.

Nombreux et très intéressants pour la plupart, ces jardins offrent au malade des promenades aussi agréables qu'hygiéniques. Aux portes de la ville, si son état lui permet des courses prolongées, il trouve de véritable forêts d'orangers et de caroubiers. La plaine fertile de la *Conca d'Oro* lui présente également des distractions nombreuses et intéressantes. Et ce n'est pas seulement le jour, mais aussi la nuit jusqu'à une heure assez avancée qu'il peut jouir de ce milieu chaud et vivifiant. Mais nous devons à la vérité de reconnaître que Palerme est pour nos compatriotes une vraie terre d'exil. Dans cette ville, en effet, personne qui parle correctement le français, peu et même point de récréations mondaines, des relations très difficiles.

Que le convalescent, que le tuberculeux qui comprend l'Italien, qui possède une famille, qui n'a pas enfin l'habitude de demander aux autres ses récréations ordinaires, se rende à Palerme. Il y trouvera des conditions physiques d'hygiène et de salubrité véritablement surprenantes, d'autant plus appréciables que l'été est moins chaud dans cette ville qu'à Naples et à Rome et que l'on peu très bien y demeurer toute l'année. Mais défendons la capitale de la Sicile aux malades isolés et naturellement enclins à la nostalgie. Le séjour de Palerme ne pourrait que développer leurs tristesses, partant exercer l'influence la plus détestable sur leur santé.

Il est en Sicile une autre ville assurément plus fréquentée que Palerme, non moins belle, non moins séduisante comme site et comme emplacement : c'est Catane. Protégée contre les vents du Nord, par l'Etna, possédant un port, de vastes rues, de belles places, elle offre peut-être plus de récréations aux étrangers, plus de distractions et de plaisirs. Sa température est très élevée, plus élevée même que celle de Palerme, son air d'hiver chaud et véritablement vivifiant. A tous ces points de vue Catane constitue une station hivernale de premier ordre et que nous ne saurions trop recommander.

Malheureusement, elle présente l'été deux inconvénients vraiment considérables. Sa plaine marécageuse et miasmatique rend difficile et dangereuse toute excursion un peu prolongée.

De plus, le *sirocco*, ce simoun des déserts africains, y fait de temps en temps sentir son influence — influence débilitante par la haute température qu'il détermine — dangereuse pour les poumons par la poussière impalpable qu'il répand dans l'air et que le malade est obligé de respirer — influence énervante enfin par l'état moral tout particulier dans lequel il jette les personnes soumises à son action.

Mais, nous le répétons, le séjour de Catane, pendant l'hiver, ne présente pas les mêmes inconvénients. Aussi, ne pouvions-nous manquer de signaler cette ville qui jouit justement, en Sicile, de la meilleure réputation.

En résumé, pour les personnes jeunes portées à la mélancolie et à la tristesse, supportant difficilement l'exil et ne pouvant demeurer en France, Naples nous paraît une excellente station d'hiver, surtout s'il s'agit de convalescents, d'asthmatiques ou de tuberculeux à un degré peu avancé.

La ville de Palerme doit être plutôt conseillée aux gens âgés, aux malades plus atteints, aux tempéraments froids et s'adaptant facilement au milieu dans lequel ils vivent.

On pourra pendant l'hiver envoyer à Catane les malades très lésés, les tuberculeux arrivés à la seconde et à la troisième période de leur affection. Mais il sera sage de les ramener au moins à Palerme durant la saison d'été.

Disons d'ailleurs, en terminant, que ces appréciations sur les stations hivernales italiennes n'ont aucunement la prétention de faire valoir ces stations à l'exclusion de Pau et des villes de notre littoral du Var et des Alpes-Maritimes. — Par leur agréable situation, par la douceur de leur climat, par les commodités de toute espèce qu'elles offrent aux Français, ces dernières demeurent et demeureront longtemps encore les villes de choix, les villes où, de préférence, devront être envoyés surtout nos compatriotes.

PARIS. — IMPRIMERIE CHAIX, 20, RUE BERGÈRE. — 16040-2.

PARIS. — IMPRIMERIE CHAIX, 20, RUE BERGÈRE, PRÈS DU BOULEVARD MONTMARTRE. — 16912-2.

www.ingramcontent.com/pod-product-compliance
Ingram Content Group UK Ltd.
Pitfield, Milton Keynes, MK11 3LW, UK
UKHW020920140726
13695UKWH00006B/2630